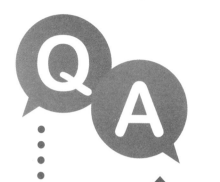

# 肩痛
# 60问
## 医患科普问答

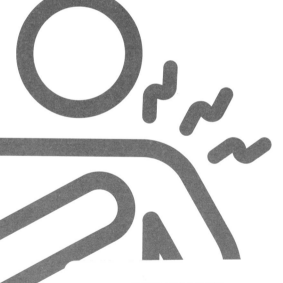

主编

张晓峰
何耀华
许国星

中国中医药出版社
·北京·

U0200738

**图书在版编目（CIP）数据**

肩痛 60 问：医患科普问答 / 张晓峰，何耀华，许国
星主编 . -- 北京：中国中医药出版社，2024.12.（2025.5 重印）
ISBN 978-7-5132-9200-9

Ⅰ . R684-44

中国国家版本馆 CIP 数据核字第 2024QF2436 号

---

**中国中医药出版社出版**

北京经济技术开发区科创十三街 31 号院二区 8 号楼
邮政编码　100176
传真　010-64405721
廊坊市佳艺印务有限公司印刷
各地新华书店经销

开本 880×1230　1/32　印张 2.75　字数 42 千字
2024 年 12 月第 1 版　2025 年 5 月第 3 次印刷
书号　ISBN 978 - 7 - 5132 - 9200 - 9

定价　19.00 元
网址　www.cptcm.com

**服 务 热 线　010-64405510**
**购 书 热 线　010-89535836**
**维 权 打 假　010-64405753**

**微信服务号　zgzyycbs**
**微商城网址　https://kdt.im/LIdUGr**
**官 方 微 博　http://e.weibo.com/cptcm**
**天猫旗舰店网址　https://zgzyycbs.tmall.com**

如有印装质量问题请与本社出版部联系（010-64405510）
版权专有　侵权必究

Q A

# 《肩痛60问——医患科普问答》
# 编 委 会

主　编　张晓峰（上海市第六人民医院金山分院）

　　　　何耀华（上海市第六人民医院）

　　　　许国星（上海市嘉定区安亭医院）

副主编　余伟林（上海市第六人民医院）

　　　　胡庆祥（上海市第六人民医院）


编　委　陆文华（上海市第六人民医院金山分院）

　　　　程邦君（上海市第六人民医院金山分院）

　　　　陈　琦（上海市第六人民医院金山分院）

　　　　白真龙（上海市第六人民医院金山分院）

　　　　朱　崎（上海市第六人民医院金山分院）

　　　　郭仕鑫（上海市第六人民医院金山分院）

　　　　杜盛超（上海市第六人民医院金山分院）

　　　　颜文娟（上海市嘉定区安亭医院）

　　　　毛思鑫（上海市嘉定区安亭医院）

　　　　王建银（上海市嘉定区安亭医院）

　　　　张建霞（山东省滨州市沾化区大高镇卫生院）

# 主编简介

张晓峰，男，中共党员，副主任医师，医学博士在读，上海市第六人民医院金山分院行政副主任医师挂职。现任上海市医学会肩肘外科协会委员。自2004年起从事骨科工作。主要从事肩、膝关节疾病的诊治，包括肩袖损伤、肩峰撞击综合征、班卡特（bankart）损伤、半月板损伤、前交叉韧带及人工韧带重建等。每年运动医学手术量在200台左右。曾赴德国比勒菲尔德医院骨科进修。已发表SCI论文2篇，核心期刊多篇。主持上海市卫生局青年课题1项，区科委课题2项、区卫健委课题2项，市六院集团课题1项。获国家实用新型专利2项。入选首届上海市青年医师培养计划，获上海市优秀青年医师称号；入选上海市金山区优秀青年人才培养计划；获上海市金山区卫计委第九、第十、第十一、第十二周期优秀人才。

何耀华，医学博士，主任医师，教授，博士生／博士后导师，上海市优秀学术带头人，上海市第六人

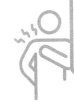

民医院骨科行政副主任。现任中华医学会运动医疗分会委员，中国医师协会肩肘外科学组委员，上海市医学会运动医学专科分会委员，上海市医学会骨科分会关节镜学组副组长，上海市医师协会骨科医师分会运动医学工作组副组长，ISAKOS会员，APKASS会员，SICOT肩肘外科学组委员，《中华肩肘外科电子杂志》编委，《中华骨与关节外科杂志》编委，《中华临床医师杂志》特邀编委。从事运动损伤的诊断与治疗20余年，先后在德国、比利时、西班牙、法国及美国等国运动医学中心学习，是国内运动医学领域知名专家。其个人肩、膝关节的微创手术量在每年千台以上，在国内已名列前茅。尤其对肩关节疾病的诊治，如肩袖损伤、肩峰撞击综合征、肩关节脱位、盂唇损伤以及肩周炎（冻结肩）等具有丰富的临床医学经验。

**许国星**，男，农工党党员，副主任医师，医学博士，博士后。曾在海军军医大学第三附属医院工作5年，现就职于上海市嘉定区安亭医院骨科，主要从事肩、膝关节疾病的关节镜下微创治疗，先后在海军军医大学第一附属医院（长海医院）骨关节科、上海交

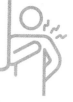

通大学医学院附属瑞金医院运动医学科、上海市第六人民医院国家骨科医学中心关节外科学习；现任中国医药教育学会肩肘运动医学专业委员会委员及肩肘运动医学影像分会委员，中国人民解放军东部战区关节镜专业委员会委员，上海市康复医学会第四届骨科康复委员会青年学组组员；参与发表SCI论文7篇，主编科普著作《高弓足》，参编科普著作《战胜骨肿瘤——骨肿瘤常见问题133问》；拥有实用专利4项，软件著作1项。以第一参与人参加省级自然科学基金科研课题1项。

# 目　录

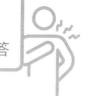

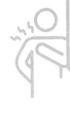

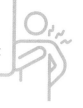

## 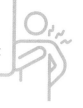 1. 肩部疼痛是指什么？

肩部疼痛是指在肩部区域感觉到不适、疼痛或紧张的情况。这种疼痛可能由多种因素引起，包括肌肉、肌腱、韧带、关节或神经的损伤或炎症。肩部疼痛可能表现为局部疼痛、僵硬、酸痛、刺痛或钝痛，也可能伴随着肩关节活动范围的减少。这种疼痛可能是急性的（短期）或慢性的（长期），并且可能在运动或静止时加重。

肩部疼痛的原因包括肩袖损伤、肩关节脱位、关节炎、肌腱炎、肌肉拉伤、神经压迫等。正确诊断肩部疼痛的原因对于制订有效的治疗计划至关重要。治疗肩部疼痛的方法包括休息、物理治疗、药物治疗、注射治疗和手术等，具体取决于疼痛的原因和严重程度。如果肩部疼痛严重或持续时间较长，请及时就医进行评估和治疗，以避免并发症的发生。

## 2. 肩部疼痛有哪些可能的原因？

肩部疼痛可能有多种原因，包括但不限于以下

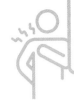

几种。

🔍 肩袖损伤：肩袖是由四块肌肉和它们的肌腱组成的，包括冈上肌、冈下肌、肩胛下肌和小圆肌。这些肌肉和肌腱可能受到损伤或撕裂，导致肩部疼痛。

🔍 关节炎：关节炎是指肩关节的关节软骨受损或炎症，可能导致疼痛、肿胀和运动受限。

🔍 肩关节脱位：肩关节脱位是指肱骨头完全或部分脱离肩胛骨的情况，这可能会引起剧烈疼痛和运动受限。

🔍 肩袖肌腱炎：肩袖肌腱炎是肩袖肌肉附近肌腱的炎症或损伤，可能由于过度使用、创伤或年龄因素而引起。

🔍 肩周炎症：肩周炎症是指肩关节周围的组织（如滑囊、肌肉或肌腱）发生炎症，导致肩部疼痛和肿胀。

🔍 肩胛骨疾病：肩胛骨的损伤或疾病，如肩胛骨骨折、肩胛骨周围炎症等，也可能导致肩部疼痛。

🔍 神经压迫：肩部周围的神经可能受到压迫或损伤，例如颈椎间盘突出或颈椎管狭窄，这可能引起肩部放射性疼痛。

🔍 肩关节滑囊囊肿：肩关节滑囊是肩关节内部

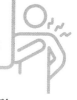

的液体囊，当受到刺激或损伤时，可能会导致囊肿形成，引起肩部疼痛和肿胀。

以上所述只是一些常见的肩部疼痛原因，确切的诊断需要进行详细的病史询问、体格检查和必要的影像学检查。

## Q&A 3. 肩部疼痛可能是怎样的感觉？

肩部疼痛可能呈现多种不同的感觉，具体感觉的种类和程度取决于疼痛的原因、病情严重程度以及个体差异。以下是肩部疼痛可能的感觉描述。

🔍 钝痛：肩部疼痛时患者可能感觉到一种沉重、隐隐作痛的感觉，类似于被钝器撞击或挤压。

🔍 刺痛：有时肩部疼痛可能表现为突然而尖锐的刺痛感，可能在特定动作或位置下加剧。

🔍 酸痛：肩部疼痛感也可能是一种酸痛或酸软的感觉，类似于运动后肌肉疲劳的感觉。

🔍 持续性疼痛：有些人可能会经历持续性的肩部疼痛，不论是否运动或休息，疼痛都持续存在。

🔍 刺痛感：有时肩部疼痛可能会伴随着针刺或刺痛的感觉，可能是由于神经压迫或刺激引起的。

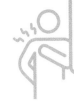

🔍 放射性疼痛：肩部疼痛有时可能会放射到颈部、上臂、手臂或手部，甚至延伸到胸部或背部。

🔍 灼热感：有些人可能会感觉到肩部疼痛伴随着一种灼热或火辣辣的感觉，可能是由于神经受损或炎症引起的。

🔍 僵硬感：肩部疼痛可能伴随着肩关节的僵硬感，导致肩部活动范围受限。

以上描述可能会有所重叠，而且每个人感受到疼痛的方式可能会有所不同。如果你经历肩部疼痛，请向医生咨询，以便进行正确的诊断和治疗。

## 🅠🅐 4. 肩部疼痛可能会影响到日常生活吗?

肩部疼痛确实可能会影响到日常生活。肩部疼痛可能会导致关节活动障碍，从而影响正常的活动和运动。例如，日常生活中的梳头、穿衣、洗脸等动作可能会变得困难。此外，肩部疼痛还可能使人的心情烦躁，甚至导致焦虑和抑郁，进一步影响日常生活和工作质量。

如果疼痛持续存在或加重，可能会对夜间的睡眠质量造成影响，导致头痛和记忆力下降。这种持续的疼痛还可能加重骨骼损伤，延长治疗周期，并增加治疗的难度。因此，肩部疼痛需要得到及时和有效的治疗，以避免其对日常生活产生更大的影响。

对于肩部疼痛的治疗，首先需要明确病因，然后采取针对性的治疗措施。这可能包括药物治疗、物理治疗、手术等。在治疗期间，保持充足的休息和适当的锻炼也是非常重要的。同时，避免过度使用肩部，保持正确的姿势，也可以帮助缓解疼痛并预防进一步的损伤。

总之，肩部疼痛对日常生活的影响是多方面的，因此需要及时就医并接受适当的治疗，以尽快恢复健康并恢复正常的生活。

## Q A 5. 肩部疼痛会影响运动能力吗？

肩部疼痛会对运动能力产生明显的影响。肩部是许多运动和动作的关键部位，它承受着大量的压力和负荷。当肩部出现疼痛时，它可能会限制关节的活动范围，降低肌肉的收缩能力，并影响神经传导。这些因素都会导致运动能力的下降。

具体来说，肩部疼痛可能会限制你完成一些需要

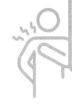

肩部参与的运动，如举重、游泳、投掷等。你可能会感到肩部僵硬、活动不灵活，或者在运动过程中感到疼痛加剧。这不仅会影响你的运动表现，还可能使你对运动产生恐惧或抵触心理。

此外，肩部疼痛如果不及时治疗，可能会进一步加重并导致更严重的损伤。这可能会使运动能力的恢复更加困难，需要更长的时间和更多的治疗。

因此，当肩部出现疼痛时，建议暂停相关的运动活动，并及时就医检查和治疗。通过专业的诊断和治疗，可以确定疼痛的原因并采取相应的治疗措施，以尽快恢复肩部的健康和运动能力。同时，在治疗期间，可以适当进行一些轻度的活动或锻炼，以促进康复和防止肌肉萎缩。

请注意，每个人的情况都是独特的，因此具体的治疗方案应根据个体情况而定。在恢复运动之前，务必咨询医生的建议，确保肩部已经完全康复并具备足够的运动能力。

## Q A 6. 肩部疼痛是否需要医疗干预？

肩部疼痛是否需要医疗干预取决于疼痛的原因和

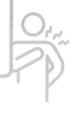

严重程度。

如果肩部疼痛是由于轻微的肌肉拉伤或过度使用引起的，通常可以通过休息、冷敷、热敷、轻度的肩部运动和非处方药物（如布洛芬）来缓解疼痛。在这种情况下，一般不需要医疗干预。

然而，如果肩部疼痛持续存在、加重或伴有其他症状（如关节活动受限、肿胀、发热等），则可能表明存在更严重的问题，如肩关节炎、肩袖撕裂、冻结肩等。在这种情况下，应尽快就医以进行专业评估和治疗。医生可能会建议进行物理检查、影像学检查（如 X 线、MRI 等）以及实验室检查，以确定疼痛的原因并制订相应的治疗方案。

治疗方法可能包括药物治疗（如止痛药、消炎药等）、物理治疗（如冷热敷、电疗、超声波治疗等）、康复训练（如肩部运动、拉伸等）以及在必要时进行手术治疗。总之，对于肩部疼痛，首先要判断其原因和严重程度。对于轻微的疼痛，可以尝试自我管理和家庭疗法；对于持续或严重的疼痛，应及时就医寻求专业的医疗干预。

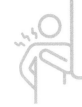
## Q A 7. 什么是钙化性肌腱炎?

钙化性肌腱炎是指钙盐沉着于肌腱中的一种病症。它最常见于肩关节的肩袖肌腱,尤其在30～50岁的运动人群中更为常见,糖尿病患者的发病率也相对较高。钙化性肌腱炎并不一定会引起症状,但出现疼痛时,这种疼痛大多在1～4周内可以缓解。

关于引起钙盐沉着的原因,目前尚不完全清楚,但可能与肌腱退变、缺血缺氧、局部压力增高等因素有关。钙化性肌腱炎具有一定的病理过程,可以分为钙化前期、钙化期和钙化后期三个时期。每个时期患者的症状和肌腱的病理变化都有所不同。

治疗钙化性肌腱炎的方法包括保守治疗,如休息、抗炎药物治疗、理疗和功能锻炼等。在疼痛剧烈或影响日常活动时,可以考虑手术治疗,如针刺钙盐沉积块或关节镜下切除钙盐沉积块等。此外,冲击波治疗和中医疗法也被用于钙化性肌腱炎的治疗。

在日常生活中,保护肩关节和合理运动对于预防钙化性肌腱炎非常重要。避免过度使用或压力过大的肌腱,定期进行肩部活动,以及注意肩部保暖,都有

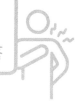

助于降低患病风险。

如果怀疑自己患有钙化性肌腱炎，建议尽快就医，以便得到准确的诊断和治疗。医生会根据患者的具体情况制订合适的治疗方案，帮助患者缓解疼痛、恢复功能，并提高生活质量。

## Q A 8. 肩部疼痛可以通过药物治疗吗？

肩部疼痛是可以通过药物治疗来缓解症状。具体的药物选择取决于疼痛的原因和严重程度。以下是一些常用的药物。

🔍 非处方药：非处方药主要包括非甾体抗炎药（NSAIDs），如布洛芬（Ibuprofen）和萘普生（Naproxen）。这些药物可以减轻疼痛和炎症。

🔍 处方药：对于更严重的疼痛，医生可能会开处方药，如肌肉松弛剂、类固醇激素或阿片类药物。这些药物可以帮助缓解肌肉紧张和疼痛。

🔍 局部注射：对于某些类型的肩部疼痛，如冻结肩或钙化性肌腱炎，医生可能会建议进行局部注射，如皮质类固醇注射或透明质酸注射。这些注射可以直接作用于疼痛区域，提供快速的疼痛缓解。

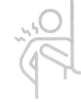

请注意，虽然药物治疗可以帮助缓解肩部疼痛，但它不能解决疼痛的根本原因。因此，如果疼痛持续存在或加重，或者伴有其他症状（如关节活动受限、肿胀、发热等），应尽快就医以进行专业评估和治疗。此外，长期使用某些药物可能会有不良反应，因此在使用任何药物之前，都应咨询医生的意见。

## Q&A 9. 物理治疗对肩部疼痛有帮助吗？

物理治疗对肩部疼痛有很大的帮助。物理治疗可以通过多种手段来缓解疼痛、改善肩关节的活动度，并促进关节和肌肉的恢复。

首先，物理治疗中的按摩和拉伸可以帮助缓解肩部肌肉的紧张和疼痛。这些技术可以增加肌肉和关节的灵活性，有助于减少运动时的疼痛感和不适。

其次，热疗和冷敷也是物理治疗中常用的方法。热疗可以通过扩张血管、增加血流量来促进氧气和营养物质的输送，从而减轻炎症和疼痛。冷敷则可以收缩血管，减少炎症反应，以进一步缓解疼痛。

此外，电疗法也是物理治疗中的一种有效手段。通过改变神经传导速度和细胞膜电位，电疗法可以阻

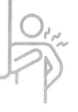

断疼痛信号的传递，从而达到缓解疼痛的效果。

除了以上几种手段，物理治疗还可以包括牵引疗法和运动疗法等，它们都能在不同程度上改善肩部的功能和缓解疼痛。

总之，物理治疗是一种安全有效的康复治疗方法，对于肩部疼痛的患者来说，结合合理的物理治疗可以显著提高治疗效果，促进康复。但请注意，在进行任何物理治疗前，最好先咨询医生或专业物理治疗师的建议，以确保治疗的针对性和安全性。

## 10. 如何预防肩部疼痛？

预防肩部疼痛的方法包括以下几方面。

保持正确的姿势：无论是站立、坐着还是睡觉，都要保持良好的姿势。避免长时间低头看手机或电脑，尽量保持颈部和肩部的自然曲线。

定期运动：进行一些肩部和颈部的运动可以帮助增强肌肉力量，提高关节灵活性，从而预防肩部疼痛。例如，可以尝试做一些肩部旋转、颈部侧弯等运动。

避免过度使用肩部：长时间的重复动作或者

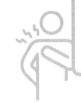

过度使用肩部都可能导致肩部疼痛。因此，要合理安排工作和休息时间，避免长时间的单一动作。

🔍 控制体重：过重的体重会增加肩部的压力，从而增加肩部疼痛的风险。因此，保持健康的体重也是预防肩部疼痛的一个重要方法。

🔍 注意保暖：寒冷的天气可能会导致肌肉紧张和关节僵硬，从而引发肩部疼痛。因此，要注意保暖，尤其是在寒冷的季节。

🔍 及时治疗其他疾病：一些疾病，如颈椎病、心脏病等，也可能引发肩部疼痛。因此，要及时治疗这些疾病，以防止其对肩部造成影响。

总之，预防肩部疼痛需要从生活习惯做起，通过合理的运动、良好的姿势和健康的生活方式来保护肩部的健康。

## 11. 肩部疼痛可以通过手术治疗吗？

肩部疼痛可以通过手术治疗。手术通常是在保守治疗（如物理治疗、药物治疗等）无效或效果不佳的情况下考虑的。

以下是一些常见的肩部手术。

🔍 关节镜手术：这是一种微创手术，通过在肩部插入一个小型摄像头和手术工具，医生可以直接查看并修复肩关节的问题。这种手术通常用于治疗肩袖撕裂、冻结肩、关节炎等问题。

🔍 开放手术：对于更严重的肩部问题，可能需要进行开放手术。在这种手术中，医生会在肩部切开一个大的切口，以便直接看到并修复问题。这种手术通常用于治疗严重的肩袖撕裂、骨折、关节炎等问题。

🔍 人工关节置换：对于严重的骨关节炎患者，可能需要进行人工关节置换手术。在这种手术中，医生会移除受损的关节并替换为人工关节。这种手术可以显著改善患者的疼痛和功能。

手术治疗的效果因人而异，取决于疼痛的原因、严重程度以及患者的整体健康状况。因此，在决定是否进行手术治疗时，应与医生充分讨论，了解手术的风险和益处。

 **12. 肩部疼痛可能与哪些日常活动有关?**

肩部疼痛可能与多种日常活动有关，以下是一些

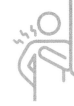

常见的例子。

🔍 坐姿不当：长时间保持不良的坐姿，如驼背、颈部过度前倾等，会增加肩部的压力，导致肩部肌肉疲劳和疼痛。

🔍 重复性动作：如长时间使用电脑、打字、绘画等需要频繁使用手臂和肩部的活动，可能导致肩部肌肉劳损和疼痛。

🔍 过度用力：进行重体力劳动或运动时，如果过度用力或姿势不正确，可能导致肩部肌肉拉伤或关节受损，进而引发疼痛。

🔍 长时间抬高手臂：例如，经常举过头顶的工作、晾衣服或进行某些运动，都可能使肩部肌肉和关节受到额外的压力。

🔍 不正确的睡姿：睡觉时如果姿势不当，如长时间侧卧压迫一侧肩部，也可能导致肩部疼痛。

为了减少肩部疼痛的风险，建议注意调整日常活动的方式和姿势，避免长时间保持同一姿势，适当进行肩部运动和伸展，保持肩部的灵活性和力量。如果肩部疼痛持续或加重，建议及时就医检查和治疗。

请注意，以上只是一些常见的与肩部疼痛相关的日常活动，具体原因可能因个体差异而有所不同。如

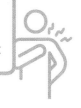

有疑虑或症状持续，建议寻求专业医生的意见。

## Q&A 13. 肩部疼痛可能会影响睡眠吗？

肩部疼痛确实可能会影响睡眠。如果疼痛比较剧烈，它会导致人的交感神经变得兴奋，进而干扰正常的睡眠。轻度的肩部疼痛在躺下时可能会得到缓解，因此对睡眠的影响可能不大。然而，如果疼痛严重到影响睡眠，建议尽快前往医院进行相关检查，以便明确疼痛的原因并采取适当的治疗措施。

治疗肩部疼痛的方法包括物理治疗、针灸、推拿等，同时口服一些消炎止痛的药物也可能有助于缓解疼痛。在治疗过程中，医生会根据具体情况制订合适的治疗方案。

此外，为了预防肩部疼痛对睡眠的影响，建议在日常生活中注意保持良好的姿势，避免长时间保持同一姿势，适当进行肩部运动以缓解肌肉疲劳。同时，选择合适的床垫和枕头，确保睡眠环境舒适，也有助于改善睡眠质量。

请注意，以上只是一般性的建议。如果肩部疼痛持续存在或加重，影响到了日常生活和睡眠，请及时

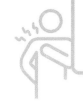

就医以寻求专业医生的帮助。

 **14. 如何判断肩部疼痛是否严重？**

判断肩部疼痛是否严重，可以从以下几方面进行综合考虑。

首先，观察疼痛的性质和强度。如果肩部疼痛剧烈且持续，可能意味着存在较为严重的问题，如肩袖撕裂或骨折等。相比之下，轻度的肩部疼痛可能只是肌肉疲劳或轻度炎症所致。

其次，注意疼痛对日常生活的影响。如果肩部疼痛导致活动受限，如无法抬高手臂、穿衣、梳头或进行其他日常活动，那么这可能表明疼痛较为严重。此外，如果疼痛影响到睡眠，导致夜间频繁醒来或无法入眠，也说明疼痛程度较高。

再次，关注疼痛是否伴随其他症状。例如，肩部疼痛如果伴有红肿、发热、麻木或肌肉无力等症状，可能意味着存在感染、神经受损或更严重的疾病。这些症状的出现通常提示肩部疼痛较为严重。

最后，根据疼痛的持续时间和发展趋势进行判断。如果肩部疼痛持续时间较长，且呈现逐渐加重的趋势，这可能意味着问题在不断恶化，需要及时就医。相反，如果疼痛在短时间内自行缓解或经过简单治疗后明显改善，则可能表示疼痛并不严重。

需要注意的是，以上判断方法并非绝对准确，每个人的疼痛感受和身体状况都有所不同。因此，在出现肩部疼痛时，最好及时咨询专业医生，进行详细的检查和诊断。医生会根据具体情况制订合适的治疗方案，帮助患者缓解疼痛并恢复肩部功能。同时，保持良好的生活习惯和进行适当的肩部锻炼也有助于预防肩部疼痛的发生。

## 15. 肩部疼痛可能会引发哪些并发症？

肩部疼痛可能会引发多种并发症，这些并发症可能进一步影响患者的日常生活和工作能力。以下是一些常见的肩部疼痛可能引发的并发症。

关节僵硬与活动受限：肩部疼痛常导致关节僵硬和活动受限，患者可能难以完成日常生活中的一些简单动作，如梳头、穿衣等。长时间的活动受限还可能导致肌肉萎缩和关节功能进一步退化。

神经受损：肩部疼痛有时与神经受损有关，

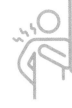

如肩袖撕裂或颈椎病等可能导致神经受压或损伤。神经受损可能引发麻木、刺痛等感觉异常，甚至影响肌肉力量和协调性。

🔍 情绪与心理问题：长期肩部疼痛可能导致患者出现焦虑、抑郁等情绪问题。疼痛对生活的干扰和限制可能使患者感到沮丧和无助，进而影响其心理健康。

🔍 睡眠质量下降：肩部疼痛常常影响患者的睡眠质量，导致夜间醒来或难以入睡。长期睡眠不足可能进一步加剧疼痛和其他身体不适症状。

🔍 其他部位的疼痛：肩部疼痛有时可能与其他部位的疼痛相互关联，如颈痛、背痛等。这些疼痛可能相互影响，形成一个疼痛网络，进一步增加治疗的难度。

🔍 慢性疼痛综合征：如果肩部疼痛未能得到及时有效的治疗，可能发展为慢性疼痛综合征。慢性疼痛可能导致患者对疼痛变得敏感，甚至出现疼痛记忆，使治疗更加困难。

因此，对于肩部疼痛，应尽早寻求专业医生的诊断和治疗。通过合理的治疗方案和生活方式的调整，可以有效缓解疼痛和预防并发症的发生，并提高患者

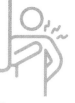

的生活质量。同时，保持良好的心态和积极的生活态度也是缓解肩部疼痛及其并发症的重要因素。

## Q A 16. 肩部疼痛是否与年龄有关？

肩部疼痛与年龄确实存在一定的关联。随着年龄的增长，人体的骨骼、肌肉和关节都会发生一定的退行性变，这可能导致肩部更容易出现疼痛。具体来说，不同年龄段的人可能会因为不同的原因而经历肩部疼痛。

🔍 在年轻及中年人群中，由于运动量大或运动方式不当，肩部可能因损伤或炎症而疼痛。例如，经常打篮球或进行投掷运动的人，可能会因肩关节脱位或肩袖损伤而感到疼痛。

🔍 对于 50 岁以上的中老年人，肩部疼痛的常见原因可能包括肩袖损伤、肩周炎和粘连性肩关节囊炎（即肩周炎）。这是因为随着年龄的增长，肩部的肌肉和肌腱质地可能会发生变化，变得更容易受伤或发炎。此外，这个年龄段的人还可能因为关节和骨骼的退行性变而经历肩部疼痛。

🔍 此外，除了年龄因素，肩部疼痛还可能受到其他多种因素的影响，如运动习惯、工作环境、生活习惯等。因此，对于肩部疼痛的治疗和预防，需要综合考虑个人的年龄、生活方式以及具体的疼痛原因。

请注意，以上只是一般性的讨论。每个人的身体状况和疼痛原因都可能有所不同。因此，在出现肩部疼痛时，建议尽早咨询专业医生，进行详细的检查和诊断，以便得到针对性的治疗建议。

## QA 17. 什么是肩部退行性变化?

肩部退行性变化是指关节软骨逐渐磨损、关节面不平整和骨质增生等老化过程，通常随着年龄增长而发生。这种变化会导致关节稳定性下降、疼痛和功能受限等问题。患者可能会出现肩部疼痛、僵硬感、活动范围减少以及肩关节不稳定等症状。严重时还可能出现夜间痛醒、无法侧卧等情况。

肩部退行性变化与多种因素有关，如衰老、肥胖、创伤、关节炎、代谢障碍以及遗传因素等。诊断肩部退行性变化的主要检查包括 X 线检查、MRI 和超声波检查。治疗方面，除了生活方式干预、物理疗法和药物治疗外，关节腔注射关节保护剂如玻璃酸钠也是一种有效的方法，能够润滑关节表面，减缓磨损，改善活动受限及疼痛，提高生活质量。

请注意，每个人的情况可能会有所不同，如有疑虑或症状加重，请及时就医以寻求专业帮助。

## Q A 18. 肩部疼痛可能会与颈部疼痛有关吗？

肩部疼痛可能会与颈部疼痛有关，肩部疼痛和颈部疼痛经常会同时出现。这是因为肩部和颈部的肌肉、韧带和神经都相互连接，它们共同构成了上肢的运动系统。因此，当颈部或肩部受到损伤或压力时，可能会影响到另一方的部位，导致疼痛感。

例如，颈椎病是一种常见的颈部疾病，它可能导致颈部疼痛、僵硬和活动受限。如果颈椎病严重到压迫神经根，还可能引发肩部疼痛、手臂麻木和力量减弱等症状。此外，长时间保持不良姿势（如低头看手机或电脑）也可能导致颈部和肩部肌肉紧张，进而引发疼痛。

因此，对于同时出现颈部和肩部疼痛的患者，医生通常会进行全面的评估，以确定疼痛的具体原因并制订相应的治疗方案。在日常生活中，保持良好的坐姿、避免长时间保持同一姿势以及定期进行颈部和肩部的伸展运动等措施，有助于预防颈部和肩部疼痛的发生。

## 19. 肩部疼痛是否可能与工作环境有关?

肩部疼痛很可能与工作环境有关。许多职业和工作活动都可能导致肩部过度使用、重复性运动或不正确的姿势，从而增加肩部疼痛的风险。以下是一些常见的与工作环境有关的肩部疼痛原因。

🔍 重复性运动：从事需要频繁使用手臂和肩膀的工作，如打字员、装配工、油漆工等，可能会导致肩部肌肉和肌腱的过度使用，引发肩部疼痛。

🔍 不良姿势：长时间保持不良姿势（如低头看电脑、抬头看天花板等）可能导致颈部和肩部肌肉紧张，进而引发疼痛。此外，错误的提重物方式也可能导致肩部损伤。

🔍 劳动强度过大：从事高强度的体力劳动，如搬运重物、挖掘等，可能使肩部承受过大的压力，导

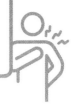

致肌肉拉伤或韧带损伤。

🔍 震动和冲击：某些工作环境中可能存在震动和冲击，如操作重型机械、驾驶车辆等，这些因素可能导致肩部关节磨损和疼痛。

为了预防和减轻与工作环境有关的肩部疼痛，可以采取以下措施：

- 保持良好的坐姿和站姿。
- 避免长时间保持同一姿势。
- 定期进行肩部和颈部的伸展运动。
- 使用符合人体工程学的工具和设备。
- 学会正确的提重物方法。
- 在工作中适当休息，避免过度劳累。

## 20. 肩部疼痛可能会持续多久？

肩部疼痛的持续时间因个体差异和疼痛原因而异。以下是一些可能影响肩部疼痛持续时间的因素。

🔍 疼痛原因：不同的原因可能导致不同类型的肩部疼痛，如肌肉拉伤、关节炎、肩袖撕裂等。这些不同类型的疼痛持续时间也会有所不同。例如，肌肉拉伤通常在几天到几周内逐渐恢复；而肩袖撕裂可能

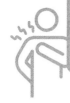

需要更长时间的治疗和康复。

🔍 **治疗方法**：采用不同的治疗方法可能会影响肩部疼痛的持续时间。例如，药物治疗可能只能暂时缓解疼痛，而物理治疗和手术治疗则可能有助于长期解决问题。

🔍 **个人因素**：个人的身体状况、年龄、生活习惯等因素也可能影响肩部疼痛的持续时间。例如，年轻人通常恢复得更快，而老年人则可能需要更长的时间来康复。此外，保持良好的生活习惯和积极的心态也有助于加速康复过程。

🔍 **治疗依从性**：患者是否按照医生的建议进行治疗和康复，也会影响肩部疼痛的持续时间。如果患者能够积极参与治疗并遵循医嘱，那么疼痛可能会更快地得到缓解。

总之，肩部疼痛的持续时间因人而异，受到多种因素的影响。如果您有肩部疼痛的问题，建议及时就医，以便医生根据您的具体情况制订合适的治疗方案。

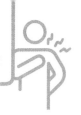

 **21. 肩部疼痛可能会导致肩关节僵硬吗?**

肩部疼痛确实可能会导致肩关节僵硬。当肩部出现疼痛时,患者往往会因为疼痛而避免使用或活动该部位,长期下来,肩部关节的活动范围会受到限制。这种限制进一步导致关节囊、韧带等软组织粘连和软缩,最终引发肩部关节僵硬。僵硬的关节不仅影响日常活动,还可能加重疼痛,形成恶性循环。

因此,肩部疼痛时,应尽早采取适当的治疗和锻炼措施,以防止关节僵硬的发生。例如,可以进行适当的肩部运动来增强肌肉力量,改善关节活动范围。同时,保持良好的姿势和避免过度使用肩部也是预防肩部疼痛和僵硬的重要措施。

请注意,每个人的情况可能不同,因此具体的治疗和锻炼方法应根据个人情况制订。在出现肩部疼痛或僵硬时,建议尽早就医,以便得到专业的诊断和治疗建议。

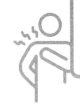

## Q A 22. 肩部疼痛是否会随着时间的推移而恶化?

肩部疼痛是否会随着时间的推移而恶化,这取决于疼痛的具体原因、治疗情况以及个体的生活习惯等多种因素。

一方面,如果肩部疼痛是由于急性损伤或炎症引起的,并且得到了及时和有效的治疗,那么疼痛通常会逐渐减轻并恢复正常。在这种情况下,肩部疼痛不会持续恶化。

另一方面,如果肩部疼痛是由于慢性损伤、退行性变或结构性问题引起的,且未得到适当的治疗或管理,那么疼痛可能会随着时间的推移而恶化。慢性肩部疼痛可能会逐渐加重,并伴随有肩部僵硬、活动受限等症状,严重影响患者的生活质量。

此外,个体的生活习惯和肩部使用方式也会对肩部疼痛的恶化程度产生影响。长期保持不良姿势、过度使用肩部或进行重复性肩部运动等行为,都可能加剧肩部疼痛并导致病情恶化。

因此,对于肩部疼痛,及时就医并接受专业治疗是非常重要的。同时，改善生活习惯、避免过度使用肩部以及进行适当的锻炼也有助于减轻疼痛并防止病情恶化。

##  23. 肩部疼痛可能会导致哪些神经症状？

肩部疼痛可能导致多种神经症状，这些症状通常与肩部神经受到压迫或损伤有关。以下是一些可能出现的神经症状。

🔍 肩部麻木和刺痛：当肩部神经受到压迫时，患者可能会感到肩部区域出现麻木或刺痛感。这种感觉可能是持续性的，也可能时有时无。

🔍 肌肉无力：肩部神经受损可能导致支配的肌肉出现无力现象。这可能导致患者在进行某些肩部活动时感到困难，如抬起手臂或抓取物品。

🔍 肌肉萎缩：长期的神经受损可能导致肩部肌肉逐渐萎缩，肌肉体积减小，变得松弛无力。

🔍 感觉异常：肩部神经受损可能导致患者对温度、触觉或疼痛的感觉变得异常。例如，患者可能对触摸变得特别敏感，或者对疼痛刺激的感知降低。

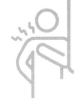

🔍 关节活动受限：肩部神经受损可能导致关节活动范围受限，患者可能难以完成某些肩部动作，如旋转手臂或抬高至特定角度。

这些症状可能因个体差异而有所不同，且严重程度也会因病情而异。如果您出现肩部疼痛并伴有上述神经症状，建议及时就医，以便得到准确的诊断和有效的治疗。医生可能会根据您的症状进行体格检查、影像学检查（如 X 线、MRI）和神经电生理检查，以确定肩部神经受损的原因和程度，并制订相应的治疗方案。

## 🅀🅰 24. 肩部疼痛可能会导致呼吸困难吗？

肩部疼痛本身通常不会直接导致呼吸困难，但如果肩部疼痛是由某些特定原因引起的，那么这些原因可能会间接导致呼吸困难。以下是一些导致同时出现肩部疼痛和呼吸困难的情况。

🔍 颈椎问题：颈椎疾病或颈椎损伤可能同时影响肩部和呼吸系统。例如，颈椎压迫神经根可能导致肩部疼痛，同时影响呼吸肌肉的功能，从而引发呼吸困难。

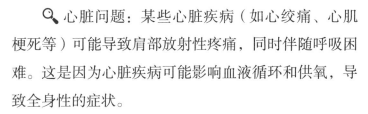

🔍 **心脏问题**：某些心脏疾病（如心绞痛、心肌梗死等）可能导致肩部放射性疼痛，同时伴随呼吸困难。这是因为心脏疾病可能影响血液循环和供氧，导致全身性的症状。

🔍 **肺部问题**：肺部炎症、感染或肿瘤等疾病可能导致肩部疼痛（尤其是当疼痛放射至肩部时）和呼吸困难。这些疾病通常直接影响呼吸系统，导致呼吸功能受限。

🔍 **肩部创伤**：严重的肩部创伤（如骨折、脱位等）可能导致肩部剧烈疼痛，并可能间接影响呼吸，尤其是在患者尝试深呼吸或咳嗽时。

请注意，呼吸困难是一个严重的症状，需要立即就医进行评估和治疗。如果您同时出现肩部疼痛和呼吸困难，建议尽快就医，以便医生确定潜在的原因并采取相应的治疗措施。医生可能会根据您的症状和体征进行详细的检查，包括体格检查、影像学检查（如X线、CT、MRI）和实验室检查，以明确诊断并制订个性化的治疗方案。

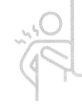

## QA 25. 肩部疼痛可能会影响到胃部健康吗？

肩部疼痛本身通常不会直接影响到胃部健康。然而，肩部疼痛可能通过一些间接的方式对胃部产生不良影响。

首先，肩部疼痛可能引发身体的应激反应，导致体内激素分泌的变化，如肾上腺素和皮质醇的增加。这些激素的波动可能对胃部产生刺激，增加胃酸分泌，从而引发胃部不适、恶心或呕吐等症状。

其次，肩部疼痛可能干扰正常的日常生活习惯，包括饮食和睡眠。疼痛可能导致食欲下降，影响正常的饮食规律和食物选择，长期如此可能对胃部的消化功能产生负面影响。同时，疼痛也可能影响睡眠质量，而睡眠不足和紊乱与胃部健康问题的发生有一定关联。

最后，治疗肩部疼痛的药物，尤其是非甾体抗炎药（NSAIDs）等，可能对胃部产生刺激作用。长期使用这些药物可能导致胃溃疡、胃炎等胃部疾病的发生。

因此，尽管肩部疼痛本身不会直接影响胃部健康，但它可能通过应激反应、生活习惯改变以及药物治疗等间接方式对胃部产生不良影响。如果您在肩部疼痛的同时出现持续的胃部不适，建议及时就医，以便医生评估并确定潜在的原因，从而采取相应的治疗措施。同时，保持良好的生活习惯和饮食习惯，以及遵循医生的用药指导，有助于维护胃部健康。

## Q A 26. 什么是肩峰撞击综合征？

肩峰撞击综合征（shoulder impingement syndrome）是一种常见的肩部疾病，主要表现为肩关节活动受限、疼痛和肌肉无力等症状。该病的发生与肩峰下间隙狭窄有关，当肩关节进行外展或上举运动时，肩袖肌腱容易受到肩峰的挤压和撞击，导致炎症反应和损伤。

肩峰下间隙是指位于肩峰和肱骨头之间的空间，正常情况下这个间隙是足够宽大的，以允许肩关节自由活动。然而，由于多种原因（如年龄增长、肌肉萎缩、骨刺形成等），肩峰下间隙可能变窄，从而导致肩袖肌腱在运动过程中受到挤压和撞击。

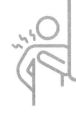 

肩峰撞击综合征包括以下症状。

🔍 肩部疼痛：通常为持续性钝痛，可发生在肩前方、侧方或后方。

🔍 活动受限：患肢在进行外展、上举等动作时感到困难。

🔍 夜间疼痛：患者可能在夜间因肩部疼痛而醒来。

🔍 力量减弱：患肢的力量可能减弱，影响日常生活和工作。

🔍 声音：在进行某些动作时，可能会听到类似"咔嗒"的声音。

诊断肩峰撞击综合征主要依靠病史、体格检查和影像学检查（如 X 线、MRI 等）。治疗方法包括保守治疗（如物理治疗、药物治疗等）和手术治疗。早期发现并积极治疗有助于预防病情恶化和并发症的发生。

## Ⓠ Ⓐ 27. 肩峰撞击综合征的影像学表现有哪些？

肩峰撞击综合征的影像学表现主要可以通过 X

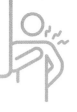

线检查、MRI检查等方式观察到。

在X线检查中，可以观察到肩峰下致密、不规则或骨赘，钩形肩峰，肩肱间距变窄，冈上肌腱钙化，肱骨大结节圆钝、囊变或增生硬化，以及肩峰下和肩锁关节下缘骨质增生硬化等现象。这些表现有助于确认肩峰撞击综合征的诊断，以及了解疾病的严重程度和病因。

MRI检查对软组织具有较高的分辨率，能够清楚地显示肩袖、肌腱、关节囊等结构。在肩峰撞击综合征的情况下，MRI检查可能显示肌腱变性、炎性水肿、部分撕裂或完全撕裂等病变情况。这些信息对于早期发现病变、制订治疗方案以及评估治疗效果都具有重要意义。

此外，关节镜检查也是一种有效的诊断方法，可以直接观察关节内部的病变情况，如肌腱断裂、滑囊面部分断裂等，有助于更准确地诊断肩峰撞击综合征。

需要注意的是，不同的患者和病情可能表现出不同的影像学特征，因此医生在诊断时需要结合患者的病史、症状和体征进行综合判断。同时，对于疑似肩峰撞击综合征的患者，建议尽早进行影像学检查，以便及时确诊并制订相应的治疗方案。

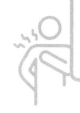
 **28. 肩峰撞击综合征是如何形成的?**

肩峰撞击综合征的形成通常与以下几个因素有关。

肩袖肌腱的磨损和损伤:长期重复使用肩关节,特别是在上举、外展等动作中,会导致肩袖肌腱发生磨损和损伤。这些损伤可能包括肌腱炎、肌腱部分撕裂或完全撕裂等,从而使肩袖肌腱更容易受到肩峰的挤压和撞击。

骨刺形成:随着年龄的增长,肩关节周围的骨质可能会出现增生和硬化,形成骨刺。这些骨刺会增加肩峰下间隙的狭窄程度,导致肩袖肌腱更容易受到挤压和撞击。

肌肉力量不平衡:肩部周围肌肉的力量不平衡也可能导致肩峰撞击综合征的发生。例如,如果肩部前侧的肌肉过于紧张,而后侧的肌肉较弱,就会导致肩关节在运动过程中产生异常应力,从而增加肩袖肌腱受损的风险。

姿势不良:长时间保持不良姿势,如圆肩驼背、肩膀前倾等,会使肩部肌肉和韧带处于紧张状态,导致肩关节活动受限,进而增加肩峰撞击综合征

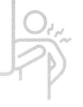

的发生风险。

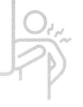 其他因素：关节炎、糖尿病、肥胖等因素也可能影响肩峰撞击综合征的发生和发展。

总之，肩峰撞击综合征的形成是多种因素共同作用的结果。为了预防和减轻这一病症，建议保持良好的生活习惯，加强肩部肌肉锻炼，避免长时间保持同一姿势，及时治疗相关疾病等。

## 29. 肩峰撞击综合征的治疗方式有哪些？

肩峰撞击综合征的治疗方式主要包括以下几种。

一般治疗：在急性期，应注意肩关节的休息，避免过度活动。可以使用三角巾悬吊于胸前制动，或将上臂外展30°固定，以减少肌肉活动，减轻疼痛，并促进水肿和炎症的吸收。在疾病的缓解期，可以适当地加强肩关节的活动度锻炼，以促进康复。

药物治疗：

非甾体抗炎药：如塞来昔布、布洛芬等，可以缓解肩峰撞击综合征引起的疼痛。但需注意，这类药物对胃肠道有一定的刺激作用，最好在饭后服用，并密切关注可能出现的不良反应。

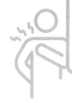

封闭用药：在压痛点及滑囊内注射1% 利多卡因＋醋酸泼尼松龙，可显著缓解疼痛。但封闭治疗不应超过3次，以避免周围肌肉萎缩。

🔍 手术治疗：对于病情严重或非手术治疗无效的患者，可能需要采取手术治疗。常见的手术方式包括肩峰成形术，通过手术改变肩峰的形状，以减少对肩袖肌腱的撞击。

🔍 物理疗法：如热敷、红外线照射、超高频超声波等，可以改善局部血液循环，消炎止痛，促进关节功能的恢复。

在治疗过程中，患者还应根据医生的建议进行康复训练，加强肩部肌肉的力量和稳定性，以预防肩峰撞击综合征的复发。同时，保持正确的姿势和避免过度使用肩部也是预防肩峰撞击综合征的重要措施。

请注意，每个患者的具体情况可能不同，因此治疗方案应根据个体情况制订。建议患者在医生的指导下进行治疗和康复训练。

## Ⓠ Ⓐ 30. 如何预防肩峰撞击综合征?

预防肩峰撞击综合征的方法主要包括以下几方面。

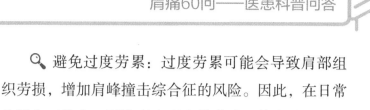

🔍 避免过度劳累：过度劳累可能会导致肩部组织劳损，增加肩峰撞击综合征的风险。因此，在日常生活和工作中，要注意合理安排劳动和休息时间，避免长时间保持同一姿势或重复同一动作。

🔍 注意保暖：寒冷和潮湿的环境可能会刺激肩部组织，不利于肩部健康。因此，要避免长期居住在阴暗、寒冷、潮湿的环境中，并根据天气变化及时增加衣物，以保持肩部温暖。

🔍 积极治疗原发疾病：如果存在如骨刺、肱骨大结节骨赘形成等原发疾病，应及时就医，遵医嘱通过开放手术、微创关节镜手术等方法进行治疗，以消除这些可能导致肩峰撞击综合征的因素。

🔍 保持正确姿势：无论是在工作还是生活中，都应保持正确的坐姿和站姿，避免长时间低头、弯腰等不良姿势，以减少对肩部的压力。

🔍 加强肩部锻炼：适当的肩部锻炼可以增强肩部肌肉的力量和稳定性，有助于预防肩峰撞击综合征。例如，可以进行一些肩部拉伸、旋转等动作，但要注意避免过度运动和剧烈运动。

总之，预防肩峰撞击综合征需要从多方面入手，包括避免过度劳累、注意保暖、积极治疗原发疾病、

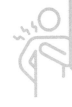
保持正确姿势以及加强肩部锻炼等。只有综合采取这些措施，才能有效地降低肩峰撞击综合征的发生风险。

## 31. 肩峰撞击综合征患者日常应注意什么？

肩峰撞击综合征患者在日常生活中应注意以下几点。

避免过度使用肩部：尽量避免进行过度活动或重复性动作，以减轻肩部的负担。如需举重或进行其他高强度活动，请确保采取正确的姿势和技巧，并适当休息。

保持良好的姿势：无论是站立、坐着还是躺着，都要保持正确的姿势。避免长时间低头、弯腰等不良姿势，以减少对肩部的压力。

加强肩部肌肉锻炼：进行适当的肩部锻炼可以增强肩部肌肉的力量和稳定性，有助于预防肩峰撞击综合征的发生。建议在医生或物理治疗师的指导下进行锻炼。

注意保暖：寒冷和潮湿的环境可能会刺激肩部组织，不利于肩部健康。因此，要避免长期居住在阴暗、寒冷、潮湿的环境中，并根据天气变化及时增加衣物，以保持肩部温暖。

🔍 控制体重：肥胖可能加大肩关节的负担，从而加重肩峰撞击综合征的症状。通过合理饮食和适当运动来控制体重，有助于减轻肩部压力。

🔍 定期复查：按照医生的建议定期进行复查，以便及时了解病情的变化和治疗效果。如有需要，医生会调整治疗方案。

🔍 遵医嘱用药：如果医生开具了药物治疗方案，请按照医嘱按时服药。如出现不良反应，请及时告知医生。

🔍 耐心康复：肩峰撞击综合征的康复过程可能较长，需要患者有耐心和毅力。在康复过程中，要遵循医生和物理治疗师的建议，逐步恢复肩部功能。

## QA 32. 肩峰撞击综合征的康复锻炼有哪些？

肩峰撞击综合征的康复锻炼应在医生或物理治疗师的指导下进行，根据患者的具体情况制订个性化的锻炼方案。以下是一些常见的肩峰撞击综合征康复锻

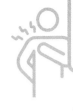

炼方法。

🔍 肩部拉伸运动：站立或坐着，将双手放在身体两侧，然后慢慢向后伸展双臂，使肩部得到充分拉伸。保持这个姿势15～30秒，然后放松。重复3～5次。

🔍 肩部旋转运动：站立或坐着，将双手放在身体两侧，然后慢慢向前旋转双臂，使手指尽量触碰对侧肩膀。保持这个姿势15～30秒，然后放松。接着向后旋转双臂，使手指尽量触碰背部。重复3～5次。

🔍 肩部外展运动：站立或坐着，将双手放在身体两侧，然后慢慢将双臂向侧面抬起，直至与地面平行。保持这个姿势15～30秒，然后放松。重复3～5次。

🔍 肩部内旋运动：站立或坐着，将双手放在身体两侧，然后慢慢将双臂向内侧抬起，直至与地面平行。保持这个姿势15～30秒，然后放松。重复3～5次。

🔍 肩部肌力训练：可以使用弹力带或者哑铃进行肩部肌力训练。例如，可以进行侧平举、前平举、俯身飞鸟等动作，以增强肩部肌肉力量。在进行这些锻炼时，要注意保持正确的姿势和技巧，避免过度用力。

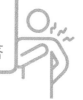

　　🔍 有氧运动：如游泳、慢跑等有氧运动可以帮助提高心肺功能，促进血液循环，有助于肩部康复。

　　请注意，以上锻炼方法仅供参考，具体的康复锻炼方案应根据患者的具体情况和医生的建议制订。在进行锻炼时，要遵循医生和物理治疗师的指导，逐步恢复肩部功能。

## Q&A 33. 肩峰撞击综合征患者是否需要手术治疗？

　　肩峰撞击综合征的治疗方法因个体情况不同而有异，大部分患者可以通过非手术治疗方法得到缓解。这些治疗方法包括一般治疗、药物治疗、物理疗法等。然而，在某些情况下，手术治疗可能是必要的。

　　以下是一些可能需要考虑手术治疗的情况。

　　🔍 保守治疗无效：对于经过一段时间的保守治疗（如药物、物理疗法等）后症状仍未明显改善的患者，手术治疗可能是一个选择。

　　🔍 肌腱撕裂严重：如果肩袖肌腱发生严重的撕裂或断裂，可能需要手术修复。

　　🔍 骨刺影响关节功能：如果骨刺严重影响了关

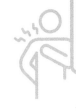

节的活动范围和功能，手术切除骨刺可能是必要的。

🔍 患者生活质量受到严重影响：如果肩峰撞击综合征导致患者的生活质量受到严重影响，如无法进行日常活动、睡眠障碍等，手术治疗可能是一个选择。

手术治疗的具体方法包括肩峰成形术、肩袖修复术等。手术治疗的目的是减轻肩部疼痛，恢复关节功能，提高患者的生活质量。然而，手术治疗也存在一定的风险和并发症，因此患者在决定是否进行手术治疗时应与医生充分沟通，权衡利弊。

## 🅠🅐 34. 肩峰撞击综合征容易与哪些疾病混淆？

肩峰撞击综合征容易与以下疾病混淆。

🔍 肩周炎：这是一种常见的肩部疾病，主要表现为肩部疼痛、僵硬和活动受限。肩峰撞击综合征和肩周炎在症状上有一定的相似之处，如疼痛和功能障碍，但病因和治疗方法却有所不同。因此，在诊断时需要仔细区分。

🔍 肩袖损伤：肩袖是由冈上肌、冈下肌、小圆肌和肩胛下肌的肌腱组成的袖套样结构，包绕在肱骨头周围。肩袖损伤可能导致肩部疼痛、无力等症状，与肩峰撞击综合征的表现相似。然而，肩袖损伤通常涉及肌腱的撕裂或断裂，而肩峰撞击综合征则是由于肩峰下组织受到撞击而产生的。

🔍 颈椎病：颈椎病也可能引起肩部疼痛，尤其是在神经根型颈椎病中。由于颈椎病变压迫神经根，可能导致肩部出现放射性疼痛。因此，在诊断肩峰撞击综合征时，需要排除颈椎病的可能性。

为了避免混淆，医生在诊断时会结合患者的病史、症状和体征，以及影像学检查结果进行综合分析。通过仔细区分不同疾病的特征和表现，医生可以做出准确的诊断，并制订相应的治疗方案。因此，如有肩部不适症状，建议及时就医，以便得到专业的诊断和治疗。

## ⓆⒶ 35. 什么是肩袖？

肩袖是由四个肌肉的肌腱组成的，它们分别是冈上肌、冈下肌、小圆肌和肩胛下肌。这些肌腱在肱骨头周围形成了一个袖状结构，因此被称为肩袖。

⊙ 冈上肌：它是肩袖中最大的肌肉，位于肩胛骨上方。它的主要功能是向上抬高和外旋手臂。

⊙ 冈下肌：它位于冈上肌下方，主要负责向下和内旋手臂。

⊙ 小圆肌：它位于肩胛骨的后部，主要负责向内旋和水平外展手臂。

⊙ 肩胛下肌：它位于肩胛骨的前面，主要负责向下和内旋手臂。

肩袖的主要功能包括：

⊙ 提供肩关节稳定性：肩袖通过肌腱的力量和张力，帮助保持肱骨头在肩胛盂上的稳定位置。

⊙ 参与肩关节的运动：肩袖通过肌腱的收缩和松弛，使肩关节能够进行旋转、抬举等动作。

⊙ 保护肩关节免受损伤：肩袖的存在可以缓冲外部冲击，减少对肩关节的损伤。

## Q&A 36. 肩袖损伤是指什么？

肩袖损伤是指肩袖肌肉或肌腱的损伤或病变，可能由于创伤、过度使用、年龄因素或其他原因引起。肩袖损伤通常包括肌腱的撕裂、肌肉的拉伤或炎症

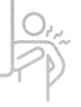

等情况。

肩袖是由肩部的四个肌肉（冈上肌、冈下肌、小圆肌和肩胛下肌）和它们的肌腱组成的，这些肌肉和肌腱围绕肩关节提供稳定性，并协调肩关节的运动。由于肩袖肌肉和肌腱经常处于高负荷的运动状态，因此容易受到损伤。

肩袖损伤的类型很多，包括部分撕裂、完全撕裂、肌腱炎症、肌腱钙化等。这些损伤可能导致肩部疼痛、肩关节功能障碍、肌力减退以及肩部稳定性下降。严重的肩袖损伤可能会影响到日常生活和运动能力，甚至需要进行手术修复。

肩袖损伤的诊断通常需要通过临床检查、影像学检查（如 MRI 或超声波检查）等手段来确定。治疗肩袖损伤的方法包括休息、物理治疗、药物治疗、注射治疗以及在必要时进行手术修复。早期诊断和治疗可以帮助减轻疼痛、恢复肩关节功能，并预防进一步的损伤。

## Q A 37. 肩袖损伤的主要原因有哪些？

肩袖损伤的主要原因包括以下几方面。

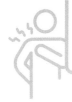 

🔍 退行性变：随着年龄的增长，肩袖组织可能会出现退行性改变，导致肌腱的质地变脆、强度下降，从而容易发生损伤。这种退行性改变是一个自然的生理过程，但在某些情况下，如长期过度使用肩部或缺乏适当的锻炼，可能会加速这一过程。

🔍 创伤：肩部受到直接或间接的暴力冲击，如跌倒、撞击或过度伸展，都可能导致肩袖损伤。这种创伤性损伤通常比较突然，患者会感到明显的疼痛和肩部功能障碍。

🔍 慢性劳损：长期从事需要反复使用肩部的活动，如举重、投掷或长时间保持肩部姿势不当，可能导致肩袖组织逐渐磨损和撕裂。这种慢性劳损通常是一个逐渐发展的过程，患者可能开始只感到轻微的肩部不适，但随着时间的推移，症状会逐渐加重。

🔍 肩部疾病：某些肩部疾病，如肩峰撞击综合征、肩袖钙化等，可能导致肩袖组织受到异常的压力或摩擦，从而增加损伤的风险。这些疾病可能使肩袖组织变得脆弱或容易受到损伤。

🔍 其他：一些特定的活动或动作，如过度使用肩部进行投掷、举重或过度伸展，也可能增加肩袖损伤的风险。因此，在参与这些活动时，应注意正确的

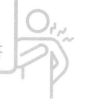

姿势和技巧，避免过度使用肩部。

需要注意的是，每个人的情况可能有所不同，肩袖损伤的原因也可能因个体差异而有所不同。因此，在出现肩部疼痛或不适时，应及时就医，由专业医生进行诊断和治疗。

##  38. 肩袖损伤的典型症状是什么？

肩袖损伤的典型症状主要包括以下几方面。

🔍 疼痛：这是肩袖损伤最常见的症状，患者通常会感到肩部疼痛，尤其在活动肩部时，如举臂或转动肩部。这种疼痛可能表现为持续的钝痛，也可能在某些动作或姿势下突然加剧，如抬高手臂或向后方伸展。夜间疼痛也是一个常见的表现，有时会影响睡眠。

🔍 活动范围减小：肩袖损伤会导致肩部活动范围受限，患者可能无法完成一些日常动作，如梳头、穿衣或抬起手臂。主动活动范围往往小于被动活动范围，即患者主动尝试移动手臂时，其能达到的范围小于在他人帮助下被动移动手臂的范围。

🔍 肌肉力量减弱：肩袖损伤会导致肩部肌肉力

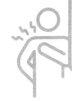 

量下降，患者可能会感到肩部无力，无法承受重物或进行需要肩部力量的活动。这是因为肩袖肌肉在收缩时无法产生相应的运动，从而影响到肌肉的正常功能。

🔍 其他：除了上述典型症状外，肩袖损伤还可能伴随其他症状，如肩部僵硬、肿胀、压痛等。这些症状可能会因个体差异而有所不同，具体表现取决于损伤的严重程度和个体差异。

## 🅠🅐 39. 肩袖损伤与肩峰撞击综合征有何区别？

肩袖损伤与肩峰撞击综合征在许多方面存在明显的区别。

首先，两者的发病机制不同。肩峰撞击综合征通常与长时间姿势不良或肩关节结构紊乱有关，这可能导致在肩关节活动时产生局部撞击现象，进而引发疼痛等症状。而肩袖损伤则更多地与运动过程中用力不当或过度用力有关，这可能导致肩关节周围软组织，特别是肩袖组织的损伤。

其次，临床症状也有所不同。肩峰撞击综合征主

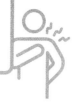

要表现为在活动上肢时，肩关节部位产生疼痛的症状，这与局部组织的撞击有直接关系。而肩袖损伤的患者除了可能感受到肩关节周围的疼痛外，还可能出现肌肉无力、夜间疼痛加重以及肩关节活动受限等症状。

最后，治疗方法也存在差异。对于肩峰撞击综合征，通常可以通过运动康复的方法进行治疗，调整肩关节的结构，解除局部撞击的现象。而肩袖损伤的治疗则需要根据损伤的严重程度来制订方案。轻微的肩袖损伤可能通过保守治疗，如磁热疗配合中频电刺激等方法进行治疗。然而，如果损伤严重，可能需要通过关节镜手术进行修复。

综上所述，肩袖损伤与肩峰撞击综合征在发病机制、临床症状以及治疗方法等方面都存在明显的区别。因此，在出现肩部疼痛或不适时，应及时就医，由专业医生进行准确的诊断和治疗。

## QA 40. 肩袖损伤与肩周炎有何不同？

肩袖损伤与肩周炎在发病机制、临床表现、疼痛范围、影像学表现以及恢复时间等方面存在显著

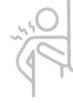
的不同。

🔍 在发病机制上，肩袖损伤主要是由肩关节退行性变化以及外伤引起的，特别是长期过度使用肩部或受到急性损伤时容易发生。而肩周炎则是关节囊退行性变化及外伤造成的粘连性无菌性炎症，与关节囊以及周围韧带组织的慢性炎症及纤维化密切相关。

🔍 在临床表现上，肩袖损伤的主要症状包括肩部疼痛、关节肿胀和活动受限，特别是在尝试进行某些肩部动作时，如举臂或转动肩部，疼痛会加剧。而肩周炎除了肩部疼痛和活动受限外，还可能伴有怕冷、肌肉痉挛和萎缩等症状，且疼痛多呈广泛性。

🔍 在疼痛范围方面，肩袖损伤患者的疼痛通常在主动活动范围基本正常，而在其他活动范围不正常时加剧。而肩周炎患者的疼痛则表现为肩关节多个方向的活动受限，疼痛范围更广。

🔍 在影像学表现上，肩袖损伤通常显示为肩袖变细以及不规则，而肩周炎则可能显示关节粘连，伴有周围骨质增生。

就恢复时间而言，肩袖损伤的恢复期通常需要 2～6 个月。而肩周炎的恢复期则相对较长，可能需

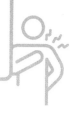

要 1 ～ 2 年的时间。

综上所述，肩袖损伤和肩周炎虽然都涉及肩部疼痛和活动受限的症状，但它们的发病机制、临床表现、疼痛范围、影像学表现以及恢复时间等方面都有明显的不同。因此，在出现肩部不适时，应及时就医，由专业医生进行准确的诊断和治疗。

### 41. 什么是肩袖损伤的微创手术治疗？

肩袖损伤的微创手术治疗是一种通过小切口或关节镜等微创技术，对肩袖损伤进行修复或重建的手术方法。这种手术相对于传统的开放手术，具有创伤小、恢复快、并发症少等优势。

在微创手术治疗中，医生会通过小切口或关节镜进入肩关节，清理关节内的炎症和增生组织，然后修复或重建受损的肩袖组织。修复的方法可以包括缝合撕裂的肌腱、移植健康的肌腱组织或者使用人工材料来加固肩袖。重建的方法则是通过利用自体肌腱或其他移植物来代替受损的肌腱组织。

相比传统开放手术，微创手术治疗的优势在于：

创伤小：微创手术只需要进行小切口或插入

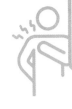

关节镜，相比传统手术的大切口，创伤更小，术后疼痛和出血也较少。

恢复快：由于创伤较小，患者术后恢复较快，通常可以更快地恢复正常活动和工作。

并发症少：微创手术的并发症（如感染、神经或血管损伤等）风险相对较低。

美观效果好：微创手术的切口较小，术后瘢痕相对较小，对患者的外观影响较小。

## 42. 肩袖微创手术治疗前需要做哪些准备？

在进行肩袖损伤的微创手术治疗前，患者和家属需要做好一系列准备工作，以确保手术的顺利进行和患者的术后康复。以下是一些关键的准备事项。

首先，患者需要进行全面的身体检查，包括评估患者的整体健康状况、心血管系统、呼吸系统、内分泌系统等是否存在潜在的风险因素。这有助于医生制订个性化的手术方案，并提前预防和应对可能出现的并发症。

其次，医生会详细解释手术的过程、风险、预期

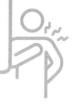

效果以及术后康复计划，患者需要充分了解并签署手术同意书。这有助于患者明确手术的目的和意义，减轻术前的紧张情绪。

再次，患者需要在术前调整生活方式，如戒烟、戒酒、避免剧烈运动等，以提高手术的成功率和预后效果。同时，保持良好的心理状态也非常重要，患者可以通过与家人和朋友交流、进行放松训练等方式来缓解术前的压力和焦虑。

在手术前一天，患者需要做好皮肤准备，如清洁手术区域、剃除腋毛等，以减少术后感染的风险。同时，患者需要按照医生的指示禁食禁水，以确保手术过程中的安全。

最后，家属也需要积极配合术前准备工作，如准备住院必需品、陪伴患者、减轻其恐惧心理等。在手术过程中，家属可以在手术室外等待，以便及时了解手术进展和术后情况。

总之，肩袖微创手术治疗前的准备工作非常重要，患者和家属需要充分了解并积极配合医生的安排和建议，以确保手术的顺利进行和患者的术后康复。

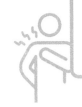

## 43. 肩袖微创手术治疗后需要注意什么？

肩袖微创手术治疗后，患者需要注意以下几点。

适当休息：术后需要避免剧烈运动，以防伤口开裂，增加疼痛和伤口压力。在休息时，可以采取适当的姿势，避免对肩部造成压力。

注意伤口卫生：保持伤口清洁，避免沾水，防止感染。如有需要，可以使用碘伏对伤口进行消毒。洗澡时，可以使用防水敷料覆盖伤口。

规范用药：按照医生的指导服用抗感染药物和止痛药，促进伤口愈合，缓解疼痛。注意药物的不良反应，如有不适，及时告知医生。

康复训练：在医生的指导下进行康复训练，如关节屈伸动作和肌肉锻炼，促进肩关节的功能恢复。康复训练要循序渐进，避免过度运动。

营养补充：术后需要注意饮食，多吃富含蛋白质、维生素和矿物质的食物，以促进伤口愈合和身体恢复。避免进食辛辣、刺激性食物。

定期复查：按照医生的建议，定期到医院进

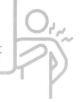

行复查，了解伤口恢复情况和治疗效果。如有不适或异常，及时告知医生。

🔍 其他：患者还需要注意保持良好的心态，积极配合治疗和康复训练，以促进身体尽快恢复。同时，家属也要给予患者足够的关心和支持，帮助他们度过术后恢复期。

## 🅀🅰 44. 肩袖微创手术治疗后如何预防复发？

肩袖微创手术治疗后，预防复发的关键在于加强康复训练和改善生活习惯。以下是一些建议。

🔍 遵循医嘱进行康复训练：在手术后的康复阶段，按照医生的建议进行规范的康复训练，包括肌肉锻炼、关节活动等。这有助于增强肩部肌肉的力量和稳定性，减少再次受伤的风险。

🔍 避免过度使用肩部：尽量避免重复性的肩部运动和高强度的活动，以免对肩部造成过度压力。在进行日常活动时，注意保持正确的姿势，避免长时间保持同一姿势。

🔍 加强肌肉力量：通过定期进行肩部肌肉锻炼，

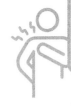

增强肩部肌肉的力量和耐力，提高肩关节的稳定性。可以尝试一些简单的肩部锻炼动作，如哑铃侧平举、俯身飞鸟等。

控制体重：过重会增加肩部的负担，容易导致肩袖损伤的复发。因此，保持健康的体重对于预防复发非常重要。可以通过合理饮食和适当运动来控制体重。

注意工作环境和姿势：如果您的工作需要长时间使用肩部或保持同一姿势，请注意调整工作环境和姿势，避免对肩部造成不必要的压力。可以使用护具或者辅助工具来减轻肩部负担。

定期复查：根据医生的建议，定期进行肩部检查，了解肩关节的状况和恢复情况。如有异常，及时就诊并采取相应的治疗措施。

总之，通过加强康复训练、改善生活习惯以及注意保护肩部，可以有效地降低肩袖损伤复发的风险。如有任何疑虑或问题，请及时咨询专业医生。

## QA 45. 什么是肩锁关节脱位？

肩锁关节脱位是指由于外伤或病理变化导致肩锁

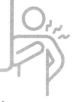

关节的锁骨端相对于肩峰端发生位移。这种脱位可能是部分性的，也可能是完全性的，具体取决于损伤的严重程度。肩锁关节的稳定性依赖于肩锁韧带、喙锁韧带、关节囊及三角肌和斜方肌的肌腱等结构。当这些结构受到损伤或破坏时，就会导致肩锁关节的脱位。

肩锁关节脱位常见于直接暴力或间接暴力作用于肩部，如摔倒时肩部着地或上肢过度外展、外旋等。脱位后，患者可能会感到肩部疼痛、肿胀、活动受限，并可能出现肩锁关节的畸形。

根据损伤的严重程度，肩锁关节脱位可分为不同的类型。治疗方法因脱位类型和个体情况而异，可能包括保守治疗如冰敷、休息、止痛药等，以及手术治疗如关节复位、韧带修复或重建等。

对于肩锁关节脱位的患者，早期诊断和治疗至关重要。通过影像学检查如 X 线、CT 等可以确定脱位的程度和类型，从而制订合适的治疗方案。在治疗过程中，患者需要积极配合医生的治疗建议，进行必要的康复训练，以恢复肩部的功能和稳定性。

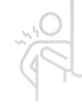

## 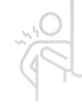 46. 关节镜微创治疗肩锁关节脱位的优势主要体现在哪些方面？

关节镜微创治疗肩锁关节脱位的优势主要体现在以下几方面。

🔍 创伤小、恢复快：与传统的开放式手术相比，关节镜微创手术仅通过几个毫米的小切口进行操作，大大减少了手术对周围组织的损伤。这不仅有助于减轻患者的术后疼痛，还能促进更快地康复。

🔍 视野清晰、操作精准：关节镜的使用使得医生能够清晰地观察到关节内部的结构，从而进行更准确的诊断和治疗。这有助于提高手术的成功率，并减少并发症的发生。

🔍 并发症少：由于手术创伤小，关节镜微创手术后的并发症相对较少。这降低了患者的风险，并提高了整体的治疗效果。

🔍 功能恢复好：关节镜微创手术在修复肩锁关节的同时，尽可能地保留了关节的完整性和功能。这有助于患者在术后更快地恢复关节的正常功能，提高生活质量。

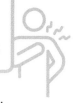

总之，关节镜微创治疗肩锁关节脱位是一种具有显著优势的手术方式，能够帮助患者实现更好的治疗效果和更快的康复。然而，是否适合采用这种手术方式还需要根据患者的具体情况和医生的建议来确定。

## Q A 47. 关节镜微创治疗肩锁关节脱位的术后康复需要注意什么？

关节镜微创治疗肩锁关节脱位的术后康复需要注意以下几方面。

首先，患者需要遵循医生的康复指导，按照预定的时间表进行康复训练。康复初期，主要以被动关节活动为主，逐渐增加主动关节活动，以预防关节僵硬和肌肉萎缩。

其次，合理的饮食和营养补充对于术后康复至关重要。患者应保持均衡的饮食，多摄入富含蛋白质、维生素和矿物质的食物，以促进伤口愈合和组织修复。

再次，疼痛管理也是术后康复中不可忽视的一环。患者应在医生的指导下使用止痛药物，并学习采用物理疗法、冷敷等非药物方式来缓解疼痛。

在康复过程中，保持伤口清洁干燥非常重要，以

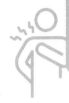 

防止感染的发生。患者需定期更换敷料，避免伤口接触水或其他污染物。

另外，心理调适也是术后康复的一部分。患者应保持积极乐观的心态，避免过度焦虑或抑郁，这对于康复进程和整体健康都有积极影响。

最后，定期随访和复查是确保康复效果的关键。患者需按照医生的建议定期到医院进行检查，以便及时发现并处理任何潜在的问题。

总之，关节镜微创治疗肩锁关节脱位后的术后康复需要综合考虑多方面，包括康复训练、饮食营养、疼痛管理、伤口护理、心理调适以及定期随访等。只有全面而科学地进行康复，才能最大程度地提高手术效果，促进患者早日恢复健康。

## Q&A 48. 什么是 Bankart 损伤？

班卡特（Bankart）损伤是指肩关节前下盂唇和盂肱韧带从关节盂前缘的撕脱性损伤，同时可能伴有肩盂骨质的缺损，是前向盂肱关节不稳定中最常见的损伤类型。这种损伤通常发生在肩部外伤时，特别是当手臂处于外展和外旋位置时受到突然的外力作用。

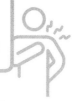

Bankart 损伤会导致肩关节的稳定性受损，患者可能会出现复发性肩关节脱位或半脱位的症状，表现为肩部疼痛、活动受限以及关节不稳定等。对于 Bankart 损伤的治疗，根据其严重程度和患者的具体情况，医生可能会建议采用保守治疗或手术治疗。手术治疗通常包括关节镜手术或开放手术，以修复或重建受损的盂唇和韧带，恢复肩关节的稳定性。通过合理的治疗和康复锻炼，大多数 Bankart 损伤患者可以获得较好的治疗效果，并恢复正常的肩关节功能。

## 🔍 49. 关节镜治疗 Bankart 损伤有哪些优点？

关节镜治疗 Bankart 损伤相比传统的开放手术具有以下优点。

🔍 创伤小：关节镜手术只需要进行几个小切口，相比传统开放手术的大切口，对周围软组织的损伤更小。

🔍 恢复快：由于手术创伤小，术后疼痛和不适感较轻，患者可以更快地恢复正常生活和工作。

🔍 准确性高：关节镜手术使用显微镜和摄像设

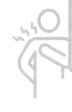

备，医生可以清晰地观察到损伤部位，并进行精确的修复。

🔍 并发症少：关节镜手术的并发症发生率相对较低，如感染、出血等较少发生。

🔍 美观：由于切口较小，术后留下的瘢痕也较小，更加美观。

需要注意的是，关节镜手术也有一些局限性，例如对于复杂的损伤或合并其他病变的患者可能不适用。因此，在选择治疗方法时，应根据患者的具体情况和医生的建议进行综合考虑。

## Q&A 50. 关节镜治疗 Bankart 损伤后需要注意什么？

关节镜治疗 Bankart 损伤后需要注意以下几点。

🔍 术后休息和保护：手术后需要适当休息，避免剧烈运动和过度使用肩关节。同时，要避免再次受伤或扭伤肩部。

🔍 康复训练：根据医生的指导进行康复训练，包括肌肉锻炼、关节活动度恢复等。康复训练有助于加强肩关节周围肌肉的力量和稳定性，促进肩关节功

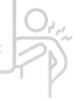

能的恢复。

    🔍 注意饮食：保持均衡的饮食，摄入足够的蛋白质、维生素和矿物质，有助于伤口愈合和组织修复。

    🔍 定期复诊：按照医生的要求定期复诊，以便及时评估术后效果和调整治疗方案。

    🔍 避免烟酒：术后应尽量避免烟酒刺激，因为烟酒会影响伤口愈合和组织修复。

    🔍 注意个人卫生：保持伤口清洁干燥，避免感染的发生。如果出现红肿、渗液、发热等异常情况，应及时就医。

    🔍 心理调适：术后可能会出现一些不适感和焦虑情绪，建议与家人、朋友或专业心理咨询师交流，寻求支持和帮助。

    请注意，以上内容仅为一般性建议，具体的注意事项还需根据医生的指导和个人情况进行调整。

## Ⓠ🅐 51. 什么是肱二头肌长头腱炎？

    肱二头肌长头腱炎是指肩部肌肉中肱二头肌的长头肌腱发生炎症和损伤的情况。肱二头肌是位于肩部

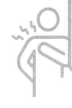

的一对大肌肉，分为短头和长头两个部分。长头肌腱连接到肩胛骨上，并在肩关节处滑动。

## ⒬Ⓐ 52. 引起肱二头肌长头腱炎的常见原因有哪些？

肱二头肌长头腱炎通常是由于过度使用或受伤引起的。常见的原因包括以下三方面。

🔍 剧烈运动或重复性动作：例如举重、投掷运动、游泳等，这些活动会增加肱二头肌的负荷，导致肌腱受损。

🔍 姿势不良：长时间保持不正确的姿势，如低头看手机或电脑屏幕，会使肩部肌肉处于紧张状态，增加肌腱受损的风险。

🔍 年龄因素：随着年龄的增长，肌腱的弹性和耐受力会下降，容易受到损伤。

## ⒬Ⓐ 53. 肱二头肌长头腱炎的症状有哪些？

肱二头肌长头腱炎的症状如下。

🔍 肩部疼痛：通常是在肩关节附近或上臂前侧

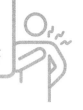

出现疼痛感，可能会向手臂放射。

🔍 活动受限：由于疼痛和不适，患者可能会感到肩关节活动范围受限，难以进行正常的运动和活动。

🔍 力量减退：肱二头肌长头腱炎可能导致肩部肌肉的力量减弱，影响日常活动和运动能力。

🔍 肩关节卡住感：有时患者可能会感到肩关节卡住或有"咯噔"声，这可能是由于肌腱受损引起的。

## ❓ 54. 如何预防肱二头肌长头腱炎？

以下是预防肱二头肌长头腱炎的一些方法。

🔍 适度锻炼：进行适度的肩部和上臂肌肉锻炼，以增强肌肉力量和灵活性。避免过度使用或过度负荷肌肉。

🔍 注意姿势：保持正确的姿势，特别是在使用电脑、手机或其他设备时。避免长时间低头或前倾，尽量保持肩膀放松。

🔍 避免突然剧烈运动：在开始新的运动或活动之前，逐渐增加运动强度和负荷，给肌肉适应的时间。

🔍 适当休息：在进行重复性动作或持续性活动后，给予肌肉充分的休息时间，避免过度疲劳。

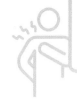

🔍 加强肌肉平衡：通过全身性的锻炼来加强整体肌肉群的力量和平衡，减少对特定肌肉的不必要压力。

🔍 注意营养摄入：保持均衡的饮食，摄入足够的蛋白质、维生素和矿物质，以支持肌肉的健康和修复能力。

🔍 避免过度使用肩部肌肉：尽量避免长时间举重、扛重物或进行其他需要过度使用肩部肌肉的活动。如果必须进行这些活动，要注意正确的姿势和适当的休息。

🔍 及时治疗其他相关问题：如果您有其他与肩部相关的健康问题，如肩关节不稳定或肩袖损伤等，及时进行治疗，以减少对肱二头肌长头腱的压力。

请注意，以上建议仅供参考。如果您有特定的健康问题或需要个性化的建议，请咨询医生或专业的健康护理提供者。

##  55. 肱二头肌长头腱炎的治疗方法有哪些？

肱二头肌长头腱炎的治疗方法主要包括以下几种。

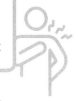

一般治疗：对于病情程度比较轻微的患者，可以首先尝试一般治疗。这包括调整饮食习惯，多吃一些钙元素丰富的食物，比如牛奶、鸡蛋等，以增强肌肉和骨骼的健康。同时，注意休息，避免做剧烈运动，以免加重疼痛症状。

药物治疗：如果疼痛情况相对严重，可以在医生的指导下使用药物治疗。非甾体类抗炎药，如布洛芬缓释胶囊、双氯芬酸钠缓释片等，可以有效地缓解疼痛和消炎。此外，还可以配合使用活血止痛膏、氟比洛芬凝胶贴膏等外用药物进行辅助治疗。但请注意，药物可能会带来一些不良反应，因此在使用前应详细咨询医生，并按照医嘱正确用药。

物理治疗：物理治疗也是治疗肱二头肌长头腱炎的重要手段。红外线烤电、微波理疗等方式可以促进局部血液循环，有利于炎症的消散和疼痛的缓解。这些治疗方法需要在正规医院由专业医生进行操作。

手术治疗：对于病情严重，且影响到正常工作和生活的患者，可能需要考虑手术治疗。手术方法包括关节镜微创手术或开放性手术，通过切除病变组织或修复受损肌腱来达到治疗目的。手术风险及术后

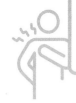

恢复需根据个体情况和医生建议进行权衡。

## 56. 关节镜治疗肱二头肌长头腱炎的优势有哪些?

关节镜治疗肱二头肌长头腱炎具有显著的优势,主要体现在以下几方面。

🔍 明确诊断:关节镜可以直接观察肱二头肌长头腱及其周围的病变情况,对于疾病的诊断具有极高的准确性。通过关节镜,医生可以清晰地看到肌腱的炎症、损伤或粘连情况,从而做出精确的诊断。

🔍 微创治疗:与传统的开放性手术相比,关节镜手术创伤小,恢复快。它只需要在关节处开几个小孔,通过镜头和器械进行操作,大大减少了手术对周围组织的损伤。

🔍 精准治疗:关节镜手术可以精确地定位到病变部位,直接对炎症或损伤的组织进行清理、修复或重建。这种精准的治疗方式可以最大限度地保留正常组织,减少并发症的发生。

🔍 术后恢复快:由于关节镜手术的创伤小,术后患者的疼痛感和不适感相对较轻,可以更早地进行康复锻炼。这有助于加快恢复进程，提高患者的生活质量。

 🔍 并发症少：关节镜手术减少了手术对周围组织的干扰和破坏，从而降低了感染、粘连等并发症的发生率。

总的来说，关节镜治疗肱二头肌长头腱炎具有诊断准确、微创、精准、恢复快以及并发症少等优势。然而，是否适合采用关节镜手术治疗还需根据患者的具体情况和医生的建议来决定。

## 57. 关节镜治疗肱二头肌长头腱炎术后康复需要注意哪些事项？

关节镜治疗肱二头肌长头腱炎术后康复需要注意以下事项。

 🔍 遵循医嘱：术后应严格遵循医生的指导和建议，按时服药、定期复查。如果出现异常情况，应及时向医生咨询并进行处理。

 🔍 休息与活动相结合：术后初期需要适当休息，避免过度使用受伤部位。但随着康复的进展，应逐渐增加活动量，进行适当的康复锻炼。这有助于恢复肌

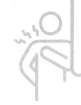
肉力量和关节灵活性。

🔍 物理治疗：在医生或物理治疗师的指导下进行物理治疗，如热敷、冷敷、按摩等，可以促进血液循环，缓解疼痛和肿胀。

🔍 注意饮食：保持均衡的饮食，摄入足够的营养物质，有助于伤口愈合和身体康复。多吃富含蛋白质、维生素和矿物质的食物，如肉类、鱼类、蔬菜和水果等。

🔍 避免重复劳损：在康复期间，应避免从事可能对肩部造成过度负荷的活动，如举重、扛重物等。同时，注意保持正确的姿势，避免长时间低头或前倾。

🔍 心理调适：术后可能会出现焦虑、抑郁等情绪问题，应积极面对，保持乐观的心态。可以通过与家人朋友交流，参加感兴趣和爱好的活动等方式来缓解压力。

🔍 定期复查：按照医生的建议定期进行复查，以评估康复进展和调整治疗方案。

总之，关节镜治疗肱二头肌长头腱炎术后康复是一个循序渐进的过程，需要患者有耐心和毅力。通过合理的康复措施和良好的生活习惯，相信患者会尽快

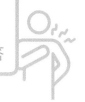

恢复健康。

 **58. 肱二头肌长头腱炎如何正确进行自我护理?**

肱二头肌长头腱炎的正确自我护理主要包括以下几方面。

🔍 温水洗手与局部保暖:养成用温水洗手的习惯,避免使用冷水。同时,注意做好局部保暖措施,避免受凉,以防加重炎症和疼痛。寒冷刺激会导致血液循环减慢,使炎性代谢产物堆积,进而引发或加剧疼痛。

🔍 适度运动与休息:遵循"适时活动,避免过度劳累"的原则。避免提举重物、上肢过头动作以及肩关节剧烈运动,防止肌腱撕裂。在疼痛缓解期,可以进行一些温和的手部运动,如转动手腕、抬起手臂旋转等,以缓解疼痛,促进血液循环,并消除手腕的弯曲姿势。但切记不要过度使用手臂,以免加重炎症。

🔍 调整工作与生活习惯:在工作间隙,应适时休息,避免长时间保持同一姿势,尤其是需要过度

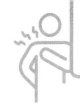

使用肩部的姿势。休息时，可以将手臂抬高，保持手臂和手朝上，避免手臂下垂，以减少手臂和肩部的压力。

🔍注意饮食合理：宜进食多维生素、蛋白质和纤维素丰富的食物，如牛奶、粗米、粗面、胡萝卜等新鲜蔬菜和水果等，以补充身体所需的营养，促进康复。同时，忌吃辛辣刺激性、寒凉性的食物以及盐分高的食物，这些食物可能会刺激炎症，加重病情。

🔍注意睡眠姿势：睡觉时，保持手臂紧贴身体，手腕伸直，避免手臂下垂或悬在床沿上，以减少手臂和肩部的压力。

最后，虽然自我护理对于缓解肱二头肌长头腱炎的症状非常重要，但如果疼痛持续不减或者症状加重，建议及时就医，接受专业的诊断和治疗。

## 🅠🅐 59. 什么情况下需要施行肩关节置换术？

肩关节置换术是一种用于治疗肩关节损伤和疾病的手术方法，主要涉及替换病变或损伤的关节表面，

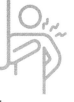

以改善关节功能并减轻疼痛。以下是一些可能需要进行肩关节置换术的情况。

🔍 粉碎性骨折：当肱骨头骨折粉碎得严重，不能通过内固定方法进行治疗时，肩关节置换术可以作为一种有效的治疗方法，以恢复肩关节的功能。

🔍 恶性肿瘤：如果肩关节存在恶性肿瘤，肩关节置换术可以用于肩关节的重建，改善患者的生活质量，并缓解日常生活的疼痛。

🔍 其他严重疾病：一些其他的严重疾病，如原发性和继发性骨性关节炎、肩袖损伤、骨坏死、肩关节发育不良以及类风湿关节炎等，当这些疾病导致肩关节功能严重受损时，也可以考虑进行肩关节置换术。

需要注意的是，肩关节置换术并不是适用于所有肩关节问题的万能解决方案。医生会根据患者的具体情况、疾病的严重程度以及患者的整体健康状况来评估是否适合进行肩关节置换术。因此，如果您有肩关节疼痛或功能障碍，建议尽早咨询专业医生，进行详细的检查和评估，以确定最适合您的治疗方案。

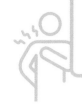

## QA 60. 肩关节置换术主要有哪几种手术方式？

肩关节置换术主要有以下几种手术方式。

🔍 全肩关节置换术：这种手术适用于多种肩关节疾病，包括原发性及继发性骨性关节炎、类风湿关节炎、创伤性关节炎、肩袖损伤性关节病，以及人工肩关节翻修等。手术涉及切除病变的关节头和关节盂，然后植入人工关节组件，以恢复关节的功能和稳定性。

🔍 半肩关节置换术：也称为肱骨头置换术，主要适用于累及肱骨头的关节炎和不累及盂唇的骨坏死。对于严重的肱骨近端骨折，半肩关节置换术也是一种常见的选择。

🔍 反肩关节置换术：这种手术方式适用于肩袖严重损伤，肩袖没有功能的患者。在反肩置换术中，肩胛盂被去除，并在其上放置一个反肩的、突出肩胛骨的假体，而肱骨侧则装一个柄和一个凹的头，形成一个关节。

这些手术方式的选择主要依据患者的具体情况、

病变程度以及医生的建议。在手术前，医生会进行详细的检查和评估，以确定最适合患者的手术方式。需要注意的是，任何手术都存在一定的风险，因此患者需要在充分了解手术风险及预期效果的基础上，与医生共同决定是否进行手术。